Dr J. MAISONNEUVE

Du

Cancer ligneux

de la

Glande thyroïde

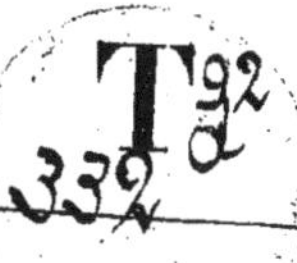

LYON. — IMP. A. REY

DU

CANCER LIGNEUX

DE LA GLANDE THYROÏDE

DU
CANCER LIGNEUX

DE LA

GLANDE THYROÏDE

PAR

Le Dr J. MAISONNEUVE

LYON

A. REY & Cie, IMPRIMEURS-ÉDITEURS DE L'UNIVERSITÉ

4, RUE GENTIL, 4

1902

A MON PÈRE et A MA MÈRE

Je dédie ces quelques pages comme témoignage de profonde reconnaissance et de vive affection.

A MES SŒURS. — A MES FRÈRES

A MES PARENTS. — A MES AMIS

INTRODUCTION

Longtemps confondu avec le goitre, regardé plus tard comme une rareté pathologique, le cancer du corps thyroïde est une affection aujourd'hui bien connue, que l'on rencontre assez fréquemment et sur laquelle sont parus de nombreux travaux.

L'Ecole lyonnaise a contribué pour une large part aux progrès réalisés dans l'étude de la thyro-carcinose. Les travaux de M. Poncet, de MM. Jaboulay, Bérard, Rivière, Bertrand, etc., ont élucidé bien des points de la symptomatologie, de l'évolution et du traitement du goitre bénin et du goitre malin. Et la thèse inaugurale si complète de Carrel-Billard donne l'état actuel de nos connaissances sur le cancer thyroïdien.

Il est néanmoins une forme clinique du goitre cancéreux sur laquelle l'attention n'a été attirée que récemment, qui a été fort peu étudiée, et dont la nature a été très discutée ; nous voulons parler du *cancer ligneux de la thyroïde.*

M. le professeur Poncet ayant eu l'occasion de rencontrer plusieurs fois cette variété de goitre malin, a bien voulu nous confier le soin de réunir les cas semblables qui se sont présentés à sa clinique ou qui ont été publiés, de les isoler du groupe général des tumeurs thyroïdiennes et d'en faire une étude d'ensemble.

Après un court historique, nous étudierons les causes qui président au développement du cancer ligneux de la thyroïde ; nous verrons ensuite quels sont ses symptômes et de quelle façon il évolue ; puis à quelles lésions anatomiques il correspond ; comment on peut le différencier des autres affections de la glande thyroïde et quels sont enfin les moyens dont nous disposons pour le prévenir ou le combattre.

M. le professeur Poncet a eu l'idée première de ce travail, il nous a prodigué ses conseils avec une bienveillance que nous ne saurions oublier. Il nous fait aujourd'hui le grand honneur de présider notre thèse, nous l'en remercions très respectueusement.

DU
CANCER LIGNEUX
DE LA GLANDE THYROÏDE

CHAPITRE PREMIER

HISTORIQUE

En 1896, au vingt-cinquième Congrès allemand de chirurgie, Riedel (d'Iéna) signalait, sous le nom de *Thyroïdite à forme ligneuse*, une lésion de la thyroïde consistant en une tuméfaction extrêmement dure, intimement adhérente aux parties voisines, à la trachée, aux gros vaisseaux du cou... etc., « on se croit, dit-il, en présence d'un néoplasme malin inopérable ; au microscope, on ne trouve cependant qu'une infiltration du tissu thyroïdien par des cellules rondes ». Dans les deux cas qu'il rapportait, une thyroïdectomie partielle aurait été pratiquée avec succès. — Dans la même séance de ce Congrès, Kordua (de Hambourg) déclara avoir, lui aussi, opéré une *thyroïdite ligneuse* chez une jeune fille de douze ans ; la malade guérit.

Au Congrès suivant, Riedel revint de nouveau sur la question et rapporta l'observation d'un malade de vingt-neuf ans atteint de *strumite chronique fibreuse*,

chez lequel une ablation partielle de la tumeur aurait
amené une grande amélioration.

En 1898, M. Tailhefer publiait dans la *Revue de
chirurgie* un long article intitulé « *Inflammation chronique primitive cancériforme de la glande thyroïde* ».
Il rapportait huit observations de cette lésion, parmi
lesquelles sept de Riedel et une de M. Jeannel. Et, après
une étude très complète de ces huit cas, il concluait
ainsi : « L'inflammation chronique primitive d'emblée
ressemble, par certains points de sa symptomatologie,
au cancer thyroïdien ; mais une étude minutieuse
permet de l'en distinguer. » Nous croyons cependant
que certaines des observations de Tailhefer se rappor-
taient en réalité au cancer ligneux.

Le 2 juillet 1901, M. Ricard fit à la Société de chirurgie une communication sur *une variété de dégénérescence fibreuse du corps thyroïde*. Il s'agissait d'un
malade chez lequel on avait diagnostiqué successivement un goitre osseux, puis un cancer thyroïdien, et
dont la tumeur enlevée par Ricard et examinée par
M. Lecène, était histologiquement un « fibrome adulte
à évolution lente ». M. Ricard avait opéré précédemment deux malades atteints de lésions identiques, et est
persuadé avoir eu à combattre une véritable entité
morbide.

Cette communication souleva à la Société de chirur-
gie des discussions auxquelles prirent part MM. Delbet,
Michaux, Walter, Bazy, Potherat, Berger, Reclus,
Poncet et Tuffier [1]. Ces auteurs rapportèrent des faits

[1] *Bulletins et mémoires de la Soc. de chir.*, n.ᵒˢ 24, 26, 28, 31.

semblables à ceux de Ricard et soutinrent les uns la nature inflammatoire de la lésion, les autres son origine cancéreuse.

On voit donc que les rares auteurs, qui ont étudié les tumeurs ligneuses du corps thyroïde, les ont souvent considérées comme des inflammations chroniques et non comme des goitres malins. Nous nous efforcerons de montrer qu'ils ont parfois confondu des affections différentes et que leur erreur tient à l'importance trop grande qu'ils ont attribuée à l'histologie pathologique. Nous nous baserons, au contraire, sur l'évolution et les caractères cliniques de ces tumeurs et nous espérons prouver que la lésion mérite bien le nom proposé par M. le professeur Poncet, de « cancer ligneux de la thyroïde ».

CHAPITRE II

ÉTIOLOGIE

Sexe. — Le sexe ne paraît pas avoir une grande importance dans l'étiologie du cancer ligneux, dans nos dix-huit observations nous comptons en effet huit hommes et dix femmes.

Age. — Signalé chez des adultes jeunes, trente-et-un ans (obs. III), il se rencontre jusqu'à un âge très avancé, soixante-dix ans (obs. VI). C'est donc en moyenne à cinquante ans qu'on l'observe. Les observations de · Riedel et de Kordua, qui portent sur des jeunes filles de douze, de treize ans et sur un enfant de quatre ans, citées par Tailhefer comme des cas de strumite ligneuse et qu'on a voulu confondre avec le cancer ligneux, sont sans doute de vraies inflammations chroniques.

L'hérédité ne nous a pas semblé jouer un grand rôle. Nous ne trouvons signalée qu'une fois l'hérédité carcinomateuse (obs. V).

Antécédents pathologiques. — L'existence d'un goitre antérieur est presque constante. M. le professeur Poncet regarde cette proposition comme une règle tellement absolue qu'il admet volontiers, dans le cas où il n'existait pas de tumeur thyroïdienne apparente,

qu'il existait de petits noyaux goitreux intra-thyroï-
diens non appréciables. La préexistence du goitre est
le fait le plus important de l'étiologie du cancer ligneux
comme du reste de tout cancer thyroïdien. C'est un
goitre bénin qui date quelquefois de très longtemps —
plus de trente ans chez la malade de l'observation I
— n'a jamais donné naissance au moindre accident,
et qui tourne soudain à la malignité sans qu'on puisse
connaître la cause de cette évolution.

Il résulte de tout ceci que les régions où le goître
est endémique sont celles où l'on doit surtout rencontrer la thyro-carcinose ligneuse. Lyon est le centre
d'une contrée essentiellement goitrigène au voisinage
des Alpes et des Cévennes ; on comprend donc que l'on y
soit mieux placé que partout ailleurs pour étudier cette
affection. Aussi, la plupart de nos observations ont-elles
été recueillies à la clinique de M. le professeur Poncet
où se présente, chaque année, un nombre considérable
de goitreux.

Les quelques observations suivantes mettent bien
en relief la préexistence du goitre.

OBSERVATION I
(Thèse Carrel-Billard, observation XVII.)

*Cancer thyroïdien. — Tremblement. — Exophtalmie.
Amaigrissement.*

G..., Benoîte, cinquante-cinq ans, repasseuse, née à Solaize
(Isère). Entrée en mars 1893, dans le service de M. Poncet, salle
Sainte-Marthe.

Goitre depuis l'âge de vingt ans. Depuis douze ans la tumeur a doublé de volume. Depuis trois mois, douleurs extrêmement violentes dans les oreilles et amaigrissement rapide. Actuellement, grosse tumeur adhérente, occupant le lobe droit, de consistance *ligneuse*, ganglions. Tremblement, exophtalmie, pas de tachycardie. Pouls à 90. Mauvais état général, la malade a beaucoup de peine à se tenir sur ses jambes. Amaigrissement. Inopérable.

Les trois observations suivantes ont été rapportées par M. Poncet, à la Société de chirurgie, le 30 juillet 1901.

OBSERVATION II

X..., vieux goitreux, âgé de soixante-cinq ans, présentait depuis quelques mois la dégénérescence d'un ancien goitre médian du volume d'un poing.

Ce néoplasme a une dureté *osseuse*. Il n'existe pas de ganglions, pas de signe de généralisation ; néanmoins, l'état général étant mauvais et les troubles fonctionnels peu marqués, je ne crus pas devoir intervenir.

OBSERVATION III

Femme de trente et un ans, présentant un goitre remontant à seize ans, qui est frappé de dégénérescence scléreuse. Ce néoplasme forme un bloc d'une densité, d'une *dureté comparable à celle de la pierre*, et, bien entendu, sans aucune trace de calcification.

La tumeur était adhérente aux plans musculaires qui la recouvraient, à la trachée, sans englober toutefois le paquet vasculo-nerveux, ainsi que l'on s'en rendit compte, lors de l'opération.

L'examen histologique, pratiqué par M. Dor, révéla un cancer épithélial avec une abondance telle de tissu fibreux, que l'on avait de la peine à trouver quelques boyaux épithéliaux, étouffés par une production conjonctive intense.

Cette malade mourut des suites opératoires.

OBSERVATION IV

Femme de quarante-sept ans, chez laquelle un carcinome fibreux avait envahi la totalité du corps thyroïde, transformé ainsi en un véritable carcan. La tumeur d'un volume considérable avait franchi la capsule de la glande thyroïde. Elle offrait les mêmes caractères cliniques que ceux que présentaient les deux malades précédents. Pas d'intervention. Mort.

A l'autopsie, on trouva le néoplasme adhérent de tous côtés au tronc carotidien, à la jugulaire interne, etc. Le récurrent droit ne put être découvert. On constatait, en outre, plusieurs petits ganglions carcinomateux, enfouis dans la profondeur, et que l'on ne pouvait sentir sur la malade.

Mêmes caractères histologiques que chez la malade précédente (L. Dor).

Notons encore, parmi les antécédents de certains malades, la présence, peut-être fortuite, d'une grippe ou d'une bronchite antérieure, à laquelle les malades rattachent, à tort ou à raison. l'hypertrophie subite de leur goitre.

OBSERVATION V

(Thèse de Kopp.)

Mme T..., ménagère, quarante-deux ans, hérédité carcinomateuse. Cou gros depuis très longtemps. Croissance rapide depuis une attaque de grippe, il y a cinq mois. Dès lors, oppression, voix rauque, dysphagie depuis quelques jours. Tumeur *très dure*, en demi-lune, présentant tous les signes cliniques du carcinome. La carotide droite est englobée par la tumeur.

Opération, le 11 juillet 1871 : excision large, ligature de la carotide commune, section du nerf vague. Excision de cinq anneaux de la trachée. Guérison parfaite.

CHAPITRE III

SYMPTOMATOLOGIE

Le *gonflement* de l'organe est un symptôme commun à toutes les affections du corps thyroïde, ce gonflement est rapide dans la majorité des cas de carcinose
ligneuse. C'est ordinairement sur un goitre ancien que
se développe ce cancer ; et l'on voit des individus porteurs d'un goitre stationnaire depuis des années, qui
s'aperçoivent soudain que leur cou augmente rapidement de volume. Si bien que le tour du cou, mesuré
d'une semaine à l'autre, indique un accroissement sen-
sible. Ce développement porte au début sur un seul
point de la glande, isthme ou lobe droit ou gauche ; ou
bien plus rarement, la thyroïde est hypertrophiée dans
sa totalité. C'est là le plus souvent le premier signe de
l'envahissement par la néoplasie et c'est celui qui frappe
tout d'abord les malades. Quelquefois cependant, des
troubles respiratoires précèdent l'apparition de la
tumeur, les malades se plaignent d'une dyspnée dont on
ne peut découvrir la cause, et ce n'est que plus tard, que
l'augmentation du volume de la thyroïde donne l'ex-
plication de ce phénomène.

Il en est de même des névralgies faciale et cervicale

qui se montrent parfois avant toute hypertrophie, mais ce sont des exceptions, et la plupart du temps ces douleurs sont consécutives au développement de la tumeur.

Signes physiques. — Quoi qu'il en soit, lorsque la tumeur est constituée et que le malade se présente à l'examen, on constate que la région thyroïdienne est occupée par une tuméfaction le plus souvent asymétrique ; tantôt unilatérale, tantôt bilatérale, mais avec prédominance de développement d'un côté, tantôt médiane. Cette grosseur est lisse, régulière ou plus ou moins bosselée.

Ses *dimensions* atteignent celles d'un œuf ou d'une mandarine ; quelquefois le gonflement occupe toute la hauteur du cou qui est engainé et immobilisé. Dans l'observation VI par exemple la tumeur s'étend, lorsque le malade a la tête droite, depuis le bord inférieur du maxillaire jusqu'à la clavicule.

En largeur, la tumeur peut se prolonger jusqu'à la région de la nuque en arrière et atteindre ou dépasser, d'autre part, la ligne médiane.

La peau a sa coloration et sa souplesse normales, elle glisse presque constamment sur les plans sous-jacents. Il n'est pas rare d'y noter un développement anormal du réseau veineux sous-cutané.

La *consistance* est extrêmement dure et semblable à celle de certaines tumeurs squirrheuses bien connues du sein. Cette dureté est uniforme, elle a frappé tous ceux qui se sont trouvés en présence de cette affection et, dans les observations que nous avons réunies, nous la voyons toujours signalée par un qualificatif. C'est ainsi que Riedel parle d'une dureté analogue à celle du fer ; Bowlby attribue à cette tumeur une consistance pierreuse ; Kordua, Tailhefer et Poncet, comparent sa résistance au doigt à celle que donnerait de l'os, du cartilage ou du bois.

Nous ne saurions trop insister sur cette dureté « *ligneuse* » qui a donné son nom à la lésion, car elle est si caractéristique qu'un chirurgien qui a palpé beaucoup de goitres doit, par le palper seul, faire son diagnostic. Au début, c'est le corps thyroïde seul qui présente partiellement ou en totalité cette dureté métallique, et les limites de l'induration sont très précises ; mais, plus tard, lorsque le néoplasme a dépassé la capsule de la glande, il se produit une infiltration cancéreuse des tissus voisins; on sent des prolongements irréguliers, durs comme du bois, qui glissent sous le sterno-cléido-mastoïdien ou s'enfoncent dans le thorax ; les plans superficiels sont envahis également et le palper ne révèle qu'un plastron de consistance tout aussi ligneuse, qui empêche d'une façon absolue l'exploration des organes profonds.

Ces tumeurs résonnent comme du bois sous le doigt qui les percute (obs. XIV).

Rapports de la tumeur. — Lorsque la tumeur est intra-capsulaire, elle suit l'ascension du larynx dans les mouvements de déglutition, c'est du reste un symptôme commun à toutes les affections thyroïdiennes. Elle présente également une mobilité latérale. Cette double mobilité persiste longtemps, mais lorsque les lésions sont très avancées, la tumeur se fixe aux organes qui

l'entourent, s'engage derrière le sternum et n'accompagne plus la trachée dans ses mouvements d'ascension
et d'abaissement. Les mouvements de latéralité que l'on
pouvait imprimer primitivement à la tumeur en la sai-
sissant à pleine main, disparaissent les premiers. Ils
semblent néanmoins exister encore un certain temps
après leur disparition, mais cette mobilité n'est qu'apparente, elle tient, comme Braun l'a bien montré, à ce
que le cancer adhère à des organes également mobiles
sur les parties profondes et que l'on déplace en bloc
en croyant mobiliser seulement la tumeur.

La *trachée* est déjetée d'un côté ou de l'autre, suivant
que l'hypertrophie porte sur le lobe droit ou sur le lobe
gauche de la thyroïde; elle est incurvée, sa convexité
étant tournée du côté opposé à celui où siège la tumeur.
Cette déviation est plus ou moins accentuée et c'est
quelquefois bien loin de la ligne médiane que l'on sent
les anneaux cartilagineux. Lorsque l'isthme est atteint
les premiers cerceaux de la trachée sont refoulés dans
la profondeur et ne sont plus perceptibles par le palper.
Lorsqu'enfin la glande est cancéreuse dans sa totalité,
le tube trachéal est entouré comme par une demi-cra-
vate dure comme du bois, qui le comprime et l'aplatit,
et empêche d'en sentir les détails.

Les *muscles* recouvrent et brident purement et simplement la tumeur au début, on les sent alors se contracter
isolément, mais ils sont vite atteints par le cancer qui
les englobe et finit par faire corps avec eux.

Le *paquet vasculo-nerveux* peut, lui aussi, être inclus
dans le néoplasme, on ne sent plus alors le pouls carotidien du côté malade; mais dans bien des cas il reste

indépendant et est seulement refoulé en arrière.

Les *ganglions* sont rarement envahis, ou plutôt rarement perceptibles ; nos observations montrent qu'ils n'ont été sentis sur le vivant que dans un petit nombre de cas. Ils apparaissent un temps variable après le début de la tumeur. Ils sont très durs et roulant sous le doigt, ou bien ils font corps avec la masse cancéreuse et ne peuvent en être distingués par la palpation la plus minutieuse.

On les sent d'ordinaire, le long du sterno-mastoïdien, mais on a pu en rencontrer dans la région sus-claviculaire, on en a noté dans l'aisselle (obs. VI).

Signes fonctionnels. — *Douleurs.* Le cancer ligneux de la thyroïde n'est généralement pas douloureux au début, il s'installe sans fracas, insidieusement et ne provoque aucune douleur spontanément ou à la pression.

Il peut évoluer longtemps en restant indolore. On a pu voir cependant quelquefois des *névralgies faciales et cervicales* précoces et très douloureuses. M. Poncet, par exemple, a vu un malade qui se plaignait de douleurs spontanées dans la moitié de la tête correspondant au côté malade ; ces névralgies qui s'étaient installées quelques semaines après l'apparition de la tumeur, étaient surtout intenses dans l'oreille du même côté (obs. XI). Ces douleurs peuvent être extrêmes, comme chez le malade de l'observation XVII qui, pendant plusieurs semaines ne put reposer sa tête et ses épaules sur un oreiller et était obligé de rester **assis** sur son lit, le tronc penché en avant. Les névralgies **sont** quelquefois très tardives (obs. I) ou même le cancer reste indolore ou donne à peine naissance de temps à autre à quelques élancements.

Troubles respiratoires. — Ils sont plus constants que les troubles sensitifs et souvent aussi plus précoces. L'accroissement rapide de la tumeur entraîne une gêne de la respiration, d'abord dans les efforts ou les mouvements brusques, pendant la marche ou la montée d'un escalier. Puis une dyspnée constante s'établit : c'est au début une oppression légère, mais qui s'accentue de plus en plus et aboutit souvent à des accès de suffocation extrêmement pénibles. La face alors se congestionne, se cyanose, la respiration devient anxieuse, précipitée, le malade présente du cornage et du tirage sus-sternal, puis tout rentre dans l'ordre. Ces accès peuvent se produire sous l'influence du plus léger effort et menacent la vie du malade lorsqu'ils se prolongent.

La dyspnée doit être rapportée à la diminution du calibre de la trachée par la striction que produit le néoplasme. Quant aux crises de suffocation, il faut, avec Gosselin les attribuer à la compression des nerfs récurrents.

Troubles de la parole. — La voix est généralement altérée après la respiration. Les malades présentent, soit une aphonie totale et passagère (obs. XI), s'installant brusquement et disparaissant de même, soit plus ordinairement une raucité toute spéciale de la voix qui devient bitonale et plus ou moins voilée. C'est la compression des récurrents qui détermine cette dysphonie. L'examen laryngoscopique a montré parfois une paralysie complète d'une corde vocale (Obs. XVI).

Troubles de la déglutition. — En même temps que la dyspnée, on voit souvent les malades présenter une dysphagie marquée qui empêche plus ou moins l'alimentation. Ce peut être le premier symptôme qui signale au malade la présence de sa tumeur. Cette gêne dans la déglutition peut sans doute être causée par un spasme œsophagien, résultant lui-même de l'altération des filets nerveux, ou bien encore par l'obstacle mécanique que produit la néoplasie en comprimant l'œsophage.

Troubles dus à la compression des vaisseaux et des nerfs. — Dans aucune des observations que nous avons eues sous les yeux, on n'a noté d'inégalité pupillaire, bien que ce signe ait été recherché plusieurs fois.

Cette inégalité doit cependant pouvoir se rencontrer ici comme dans toute autre thyro-carcinose, puisque le grand sympathique est englobé dans la tumeur. La compression des vaisseaux détermine de l'œdème dans le membre supérieur correspondant et du même côté de la face ; c'est ainsi que le malade de l'observation VI avait le bras droit très œdématié et présentait une teinte cyanotique de tout ce membre surtout marquée au niveau de la main. Chez un autre malade, on a constaté une compression thrombosée de la veine cave supérieure, caractérisée, comme l'a montré Ivanoff dans sa thèse, par une dilatation considérable du réseau veineux de la face, du cou et du thorax, avec de l'œdème de ces régions.

La compression du plexus brachial est rare, nous ne l'avons trouvée qu'une seule fois ; elle se manifestait par un léger degré de parésie du bras du côté malade.

OBSERVATION VI

(Recueillie dans le service de M. le professeur Poncet.)

B... Pierre, soixante-dix ans, boulanger, né à Saint-André-d'Apchon, entré salle Saint-Philippe le 15 novembre 1900. A noter dans ses antécédents une fièvre typhoïde à vingt ans.

Il y a quinze mois, le malade s'aperçut de la présence, à la partie droite du cou, d'une petite tumeur grosse comme un pois, dure, roulant sous le doigt, indolore et à laquelle il n'attacha pas d'importance. La tumeur grossit et détermina bientôt de la dyspnée et de l'œdème du bras. Pas de dysphagie.

Le malade est très cyanosé ; les yeux sont saillants et injectés ; la jugulaire est distendue à droite ; le moindre mouvement détermine des accès de suffocation avec tirage. Voix rauque, enrouée. Pas d'inégalité pupillaire. Le bras droit est très œdématié et présente une teinte cyanotique surtout au niveau de la main. Il est plus froid que le bras gauche et moins fort. Circulation veineuse périphérique surtout accusée à l'épaule. Quelques ganglions dans l'aisselle gauche.

La tumeur a le volume du poing, elle est très dure et régulière. Elle est difficile à mobiliser, nettement indépendante de la peau qui glisse sur elle. Lorsque le malade a la tête droite, la tumeur s'étend du bord inférieur du maxillaire jusqu'à la clavicule sous laquelle elle se prolonge. Elle va en arrière jusqu'à la région de la nuque où elle disparaît sans limites bien précises. En avant, elle s'étend jusqu'à un travers de doigt de la ligne médiane, permet de sentir le cartilage thyroïde ; mais au-dessous du larynx, elle franchit la ligne médiane, bombe au-dessus du sternum et empêche au doigt de passer derrière lui. A gauche, ganglions le long du sterno-mastoïdien.

Etat général assez bon.

L'envahissement ganglionnaire fait repousser l'intervention demandée par le malade. Mort le 22 novembre 1900, sept jours après son entrée.

L'autopsie n'a pu être faite.

Signes généraux. — L'état général reste bon pendant longtemps. Dans l'observation XIV, par exemple, on a noté un état général excellent, pas d'amaigrissement, et cependant le néoplasme a plus de trois mois d'existence et il est très volumineux.

La cachexie cancéreuse ne se rencontre guère ici ; peut-être n'a-t-elle pas le temps de se produire, car les malades sont emportés rapidement. On voit néanmoins quelquefois un amaigrissement plus ou moins marqué avec perte de forces, mais ce trouble tient sans doute aux entraves mécaniques apportées à la déglutition par la masse même de la tumeur. C'est ainsi que la malade vue par M. le professeur Poncet (obs. XI) et qui aurait beaucoup maigri, a présenté de bonne heure une dysphagie qui l'empêchait de s'alimenter comme elle l'aurait voulu.

La persistance d'un bon état général se rencontre dans toutes les variétés de thyro-carcinose, mais elle est plus fréquente dans la forme ligneuse où l'on pourrait presque la considérer comme de règle. C'est même un des signes sur lesquels se basaient les auteurs pour nier la nature cancéreuse de cette affection.

On a observé exceptionnellement des troubles analogues aux phénomènes basedowiens, cachexie, tremblement, exophtalmie ; troubles que l'on doit mettre sur le compte de la dysthyroïdation de l'organisme, produite par le cancer. Ces phénomènes ont été observés dans les deux cas suivants :

OBSERVATION VII
(Thèse Carrel-Billard, obs. XIII.)

*Cancer thyroïdien à forme basedowienne survenu
dans un vieux goitre.*

M. Bouveret vit M. X .., âgé de cinquante-neuf ans, une première fois en 1893. A cette époque, il avait depuis longtemps un
corps thyroïde volumineux. Le début du goitre qui occupait
tout le lobe latéral droit, remontait à l'adolescence. Le malade
présentait déjà quelques signes d'hyperthyroïdisation, tachycardie, tremblement vibratoire des mains, amaigrissement notable. Le malade revu en 1898 était très amaigri. Le corps thyroïde toujours volumineux était partiellement développé à
droite ; à ce moment il n'a pas paru à M. Bouveret suspect de
dégénérescence cancéreuse. Le syndrôme de Basedow était alors
très manifeste : tachycardie arythmique, tremblement vibratoire,
éclat insolite du regard, albuminurie légère et variable.

Le malade avait même de la fièvre ; tous les soirs la température s'élevait de 38°5 à 39°. Des explorations répétées et minutieuses ne firent découvrir aucune localisation morbide,
aucun état infectieux intéressant, de nature à expliquer cette
fièvre qui reste imputable à l'hyperthyroïdisation elle-même. Le
malade maigrissait malgré la conservation de l'appétit et une
alimentation suffisante. Il partit pour le Midi où il passa l'hiver.
A ce moment les signes classiques d'une dégénérescence thyroïdienne : augmentation rapide de volume du goitre, troubles
fonctionnels, irradiations douloureuses dans la région cervico-
faciale correspondante, etc., étaient des plus nets et le diagnostic
de cancer thyroïdien avait été porté par M. Bouveret et par
M. Poncet qui voyaient de temps à autre M. X.

A son retour, en mai 1899, il présentait toujours les mêmes
symptômes basedowiens, mais il avait une forte oppression due
à la compression de la trachée et l'état du corps thyroïde avait

bien changé. La glande était encore plus volumineuse, tendue, comme exubérante, *très dure*, et la palpation du cou y faisait découvrir de gros ganglions indurés. Deux ou trois mois plus tard, le malade succombait épuisé par l'asphyxie et la cachexie. Il fut ausculté souvent ; il ne semble pas qu'il y ait eu de métastase pulmonaire.

OBSERVATION VIII
(Thèse Carrel-Billard, obs. XIV.)

Cancer thyroïdien. — Douleurs. — Tremblement.
Palpitations.

R... François, cinquante-deux ans, cultivateur à Bouchouley (Haute-Saône). Salle Saint-Martin, mai 1894.

Goitre depuis quinze ans. Accroissement rapide depuis six mois, dyspnée surtout la nuit, dysphonie.

Tumeur multilobée occupant le corps thyroïde tout entier, *très dure*. Ganglions. Dyspnée, douleurs de la nuque, tremblement, palpitations. Pas d'amaigrissement ni de perte des forces. Inopérable.

Avant de terminer cette étude des symptômes, nous tenons à faire remarquer que, à part la dureté ligneuse de la tumeur, aucun des nombreux signes physiques ou fonctionnels que nous avons énumérés n'est constant ; et cette multiplicité d'allure est loin de nous écarter de l'idée d'un cancer.

CHAPITRE IV

MARCHE. — DURÉE. — TERMINAISON

De même que tout cancer thyroïdien, le cancer ligneux présente deux phases bien distinctes dans son évolution ; dans la première, la lésion reste incluse dans la capsule de la glande ; dans la seconde, les limites de cette capsule sont dépassées.

La période intra-capsulaire a une durée difficile à apprécier, car les malades, présentant presque toujours un goitre antérieur, ne s'aperçoivent de la présence de la nouvelle tumeur, que lorsque son développement est déjà marqué ; cette tumeur, ne causant aucune gêne, ils ne s'en préoccupent pas la plupart du temps, et ne viennent consulter que lorsque le néoplasme a des dimensions considérables, et à ce moment la capsule est franchie. A cette période extra-capsulaire, le cancer évolue avec une grande rapidité, il s'accroît de jour en jour, s'étend aux tissus et organes périthyroïdiens sans en épargner aucun ; et c'est alors que, par sa consistance et son extrême diffusion, il donne vraiment l'impression de la malignité.

La durée totale est très variable et l'affection peut se prolonger quelquefois fort longtemps. M. Poncet a

vu un malade succomber au bout de trois mois
(obs. XIV). Au contraire, la malade dont Bowlby a
rapporté l'observation (obs. XVI) a survécu trois ans
après le début de son cancer. La moyenne semblerait
être d'un an et demi à deux ans. Il convient, toutefois, de faire remarquer que la durée moyenne de la
maladie ne saurait être fixée d'une manière précise, car
on ignore toujours la durée de la période latente du
début de la néoplasie.

Dans les observations où la mort a été signalée, elle
est survenue par asphyxie dans un accès de suffocation, ou par infection pneumonique.

Mais le plus souvent, les renseignements ont manqué ; les malades retournaient chez eux après avoir
fait un séjour plus ou moins prolongé à l'hôpital, et
disparaissaient sans que l'on sût la cause exacte de leur
mort. Etant donné la rareté de la cachexie, nous pen-
sons que les malades périssent plutôt par la compression que la tumeur exerce sur le larynx, la trachée,
l'œsophage et les gros vaisseaux, que par son influence
générale sur l'économie.

La guérison spontanée est peut-être possible, on en
a signalé plusieurs observations. Je ne veux rapporter
ici que le cas le plus concluant :

Au mois de juillet 1901, M. Walther communiquait
à la Société de chirurgie l'observation suivante :

« L'année dernière, j'ai observé une dame d'une
quarantaine d'années portant une volumineuse tumeur
du lobe gauche du corps thyroïde ; tumeur très dure
avec des ganglions adhérents dans le creux sus-claviculaire et de la compression des nerfs du plexus brachial.

Je l'ai revue cette année, il y a deux ou trois mois. La tumeur a diminué, est moins dure, n'est plus aussi immobilisée, et les ganglions ont disparu à peu près complètement et, avec eux, les accidents de compression. » Il semble bien qu'il s'agissait là d'un cancer ligneux de la thyroïde qui avait régressé spontanément.

Quelque intéressante que soit cette observation, elle ne doit modifier en rien les règles de l'évolution de la lésion. Les cas de cancers des autres organes, du sein par exemple, disparaissant sans traitement, ont été bien observés par Richerand, Dupuytren, Paillard, Billroth ; ces faits ne sont donc pas spéciaux à la thyro-carcinose ligneuse, ils sont exceptionnels, et l'on peut admettre comme un principe général que le pronostic est fatal.

Les observations suivantes donnent l'idée de la marche du cancer ligneux, et de son allure à une période déjà avancée de la lésion.

OBSERVATION IX

(Thèse Carrel-Billard. Observation XXXVIII.)

Cancer subaigu.

Marie-Louise B. ., âgée de cinquante-sept ans, de Poet-Laval (Drôme), entrée le 9 juillet 1892, dans le service de M. Poncet. Bonne santé antérieure. Pas de goitre. Il y a trois ans, grand chagrin, à la suite duquel se montrèrent des signes de neurasthénie. L'année dernière, apparition d'une petite tumeur cervicale, qui augmente rapidement de volume. Il y a quelques jours, accès d'oppression, tirage et cornage. Actuellement, tumeur ayant envahi toute la glande et présentant une consistance *ligneuse*, adhérente et immobile. Pas de compression nerveuse, pas de dysphagie ni de ganglions. Pas de tremblements ni de palpitations.

OBSERVATION X (résumée.)
(Thèse Coulon. Observation IV.)

X..., journalier, cinquante ans, entre le 20 août 1881, dans le service de M. Proust.

Amaigrissement considérable. Dyspnée intense; tirage sus- et sous-claviculaire et épigastrique, sans cornage laryngé. Aphonie. Fièvre vive ayant débuté il y a cinq ou six jours. Affaiblissement progressif depuis un mois et demi.

Il ne semble pas s'être aperçu de l'existence d'une tumeur dure, saillante, que l'on constate au devant du cou. Cette tumeur constitue une plaque dure, résistante, *ligneuse*, qui s'étend latéralement jusqu'en arrière des sterno-mastoïdiens, et de haut en bas depuis la fourchette du sternum jusqu'au dessous du cartilage cricoïde. Le larynx est dévié légèrement vers la droite. A gauche, on sent sa limite en arrière ; à droite, la tumeur se prolonge profondément. Ganglions indurés et agminés masquant la tumeur. La tumeur est immobile, ne s'élève pas dans les mouvements de déglutition.

Mort quelques jours après l'entrée à l'hôpital. L'autopsie montre que la masse principale de la tumeur est située au devant de la trachée ; elle est dure, grisâtre et d'aspect mamelonné. Le tissu cellulaire qui l'enveloppe est devenu plus dense, plus résistant. Les vaisseaux, les nerfs et la trachée sont englobés dans la tumeur. La jugulaire gauche surtout, fait, en quelque sorte, corps avec le néoplasme.

OBSERVATION XI (inédite.)

(Communiquée par M. le professeur Poncet.)

Cancer ligneux du lobe droit de la thyroïde, avec envahissement du lobe médian. — Adénite cervicale symptomatique. — Pas d'intervention.

Mme X..., âgée de soixante-six ans, habitant Dortan (Ain), est adressée le 25 novembre 1901 à M. le professeur Poncet, par son médecin, le Dr Jeapiot. Cette femme, mariée, a jusqu'à ces derniers temps joui d'une parfaite santé [1], elle a eu quatre enfants, deux sont morts en bas âge. Elle a toujours habité la campagne où elle s'est occupée des soins de son ménage et de quelques travaux des champs. Elle prétend n'avoir jamais eu, non seulement de goitre, mais même le cou un peu gros.

Au commencement d'octobre dernier 1901, elle s'aperçut le matin, en faisant sa toilette, et en passant la main sur la partie droite du cou, d'une petite tuméfaction. Elle fit alors à son mari

---

[1] Cette femme a subi une résection du coude gauche pour une ostéo-arthrite qui aurait succédé à un traumatisme du coude et qui était très probablement de nature tuberculeuse. Elle est la deuxième malade à qui M. Ollier pratiqua cette opération, le 16 juin 1866. Elle occupait alors un lit, salle Sainte-Marthe.

Le résultat fonctionnel a été parfait, et cette femme n'a depuis lors ressenti aucune douleur dans le coude réséqué; elle s'est servi de son membre supérieur gauche, comme par le passé, pour toute espèce de travaux.

Elle a été, on le voit, la deuxième résection du coude pratiquée suivant la méthode sous-périostée, et dans l'histoire des résections, son observation plusieurs fois citée du reste par M. Ollier dans ses diverses publications, occupe une place importante.

L'opération remonte donc chez elle à plus de trente-cinq ans.

cette réflexion, topique par certain côté : « Tiens, je crois que je prends une taupe. » Le mot *taupe* sert à désigner, tout au moins dans cette partie du département de l'Ain, les tumeurs que les paysans observent de temps à autre sur la mâchoire inférieure des bêtes à cornes et que nous savons être nettement, aujourd'hui, de l'actynomicose des mâchoires.

La tumeur ne provoqua d'abord aucun malaise local bien appréciable ; elle augmenta insensiblement de volume, et c'est depuis quatre à cinq semaines que sont survenues des douleurs dites névralgiques assez vives, dans la moitié droite correspondante de la tête ; douleurs surtout intenses, particulièrement pendant la nuit, dans l'oreille droite du même côté. Enfin, il y a trois semaines environ, cette femme serait devenue tout à coup aphone ; puis, dans l'espace de quelques jours, la voix serait revenue, mais en restant voilée et bitonale. En même temps apparaissait de la dysphagie, qui elle, n'a pas rétrocédé, et qui actuellement, empêche la malade de s'alimenter comme elle le voudrait. Cette femme a de plus, dit-elle, maigri, perdu ses forces ; elle paraît, d'autre part, très occupée de son état.

A l'examen, M. Poncet constate une tuméfaction notable du lobe droit de la thyroïde, qui paraît envahi dans toute sa masse et qui a le volume d'une mandarine plus ou moins allongée. Cette tuméfaction suit, pendant la déglutition, tous les mouvements du larynx et elle appartient à n'en pas douter au corps thyroïde. Ce qui la caractérise, c'est une dureté spéciale, vraiment *ligneuse*, donnant partout, dans quelque point que l'on presse sur elle, la sensation d'un bloc très résistant, de consistance cartilagineuse ou osseuse. Cette tumeur est à peine bosselée. Elle occupe également, sous forme de prolongement, non moins ligneux, l'isthme de la glande. Le lobe gauche est complètement indemne.

Ce néoplasme est mobile, mais il fait corps intime avec la trachée, avec le cartilage thyroïde légèrement dévié. La peau a sa coloration normale ; pas de gêne dans les mouvements du cou ; pas de déviation de la tête, pas de déformation pupillaire.

Immédiatement au-dessus de la tumeur, en avant du bord

antérieur du sterno-mastoïdien, on sent un ganglion très mobile du volume d'une bonne amande. Ce ganglion est dur, résistant, ainsi qu'un autre de moindre volume, celui d'une noisette, situé au-dessous de la tumeur. Ces tumeurs ganglionnaires secondaires, dont l'apparition a frappé la malade, seraient survenues depuis quinze à vingt jours. Rien de particulier, rien d'appréciable du côté des gros vaisseaux correspondants du cou.

En raison de l'étendue des lésions, et surtout de l'envahissement ganglionnaire, en tenant compte aussi de l'âge de la malade, etc., M. Poncet juge une opération radicale inutile et conseille un traitement médical.

CHAPITRE V

ANATOMIE PATHOLOGIQUE

Aspect macroscopique. — Nous n'insisterons pas
sur la forme de la tumeur que nous avons suffisamment
décrite à la symptomatologie ; nous ferons seulement
remarquer que l'on trouve à l'autopsie, des lésions bien
plus étendues que ne le révélaient l'inspection et la palpation. Les plans superficiels et aponévrotiques entra-
vent en effet toujours le palper et ne permettent pas,
dans la majorité des cas, de sentir les prolongements qui
s'enfoncent dans la profondeur.

La tumeur a une coloration blanchâtre, elle offre au
toucher la dureté ligneuse dont nous avons parlé. Si
l'on tente de la couper, on éprouve une résistance, car
elle est composée d'un tissu de nature fibreuse et qui
crie sous le scalpel. Sa section montre tantôt une masse
d'une densité uniforme, un bloc grisâtre, lisse, homogène sans vaisseaux et sans limites bien précises, tantôt
la masse principale est entourée d'un tissu cellulaire
épaissi et d'aspect lardacé.

La lésion siège soit sur le lobe droit, soit sur le lobe
gauche, soit sur la totalité de l'organe. Lorsqu'un lobe
est seul cancéreux, le reste de la glande a son aspec

normal, ou plutôt l'aspect du goitre primitif. A la phase
de végétation intra-capsulaire, les lésions ont une grande
analogie avec celles du cancer ordinaire ; on trouve du
tissu carcinomateux entouré par du tissu thyroïdien
sain. L'observation suivante nous montre bien l'état de
la glande à cette période.

OBSERVATION XII (résumée).

(Marchand, *Bull. et Mém. Soc. Chir. Paris*, 1884).

Mme B..., trente-deux ans, née à Paris. Rien dans les antécédents.

Cou toujours un peu gros. Depuis dix-huit mois, développement progressif et sans douleur d'une tumeur du corps thyroïde.
Bientôt dyspnée croissante avec cornage. Accès de suffocation
sans cause occasionnelle.

L'examen révèle, dans la région thyroïdienne, une tumeur
grosse comme un œuf, bien limitée en haut au niveau du cartilage thyroïde, se prolongeant en bas derrière le sternum. Sa consistance est partout ferme, comme *ligneuse*. Les pressions à son
niveau sont indolores, mais augmentent la dyspnée. On sent des
prolongements filant sous les sterno-mastoïdiens.

Un accès grave de suffocation décida M. Marchand à intervenir le 18 août 1883. Il procéda à une thyroïdectomie.

Résultats parfaits ; la malade, revue quinze mois plus tard, ne
présentait pas trace de récidive.

Examen de la tumeur. — Le corps thyroïde est hypertrophié,
surtout au niveau de l'isthme et du côté droit. Cette tumeur est
constituée par deux tissus de consistance bien différente. Le plus
superficiel était rose grisâtre, mou, comme le tissu sain de la
thyroïde. Au-dessous d'une mince couche de ce tissu, on sentait
une partie résistante, ligneuse, blanc jaunâtre.

L'examen histologique fait par M. Malassez a montré que le

tissu central était du cancer et la couche qui l'enveloppait, du tissu thyroïdien normal.

Mais la capsule de la thyroïde était presque toujours dépassée dans les autres observations où l'autopsie ou une opération ont été pratiquées. Et l'on avait sous les yeux une masse énorme, qui avait submergé, à des degrés variables, les divers organes du cou, qui s'étendait au loin sous forme de coulées solides, accompagnant les vaisseaux carotidiens jusqu'à la base du crâne, filant derrière la trachée ou s'enfonçant derrière le sternum. Ses limites sont alors très imprécises et l'aspect général est au plus haut degré celui d'une tumeur maligne. La *peau* est indemne, elle est quelquefois amincie, mais elle peut être facilement séparée de la tumeur par la dissection. Les organes voisins sont, au contraire, vite et profondément altérés. Les *muscles* sus- et sous-hyoïdiens et sterno-mastoïdiens sont, dans quelques cas, simplement refoulés ; mais, lorsque la tumeur est très volumineuse, ils font corps intime avec elle et ne peuvent en être séparés. Ils ont une couleur jaunâtre et sont amincis, et détruits par places.

Le goitre primitif a souvent déterminé sur la *trachée* des déformations que le cancer ligneux, avec son évolution rapide, ne pourrait lui imprimer par lui-même. On trouve, par exemple, un aplatissement ou une double dépression dans le sens tranversal par les lobes latéraux qui donne au conduit une forme en « fourreau de sabre ». Lorsqu'un seul lobe est envahi, on a plutôt une déviation qu'une déformation véritable ; la trachée s'incurve en forme d'S. L'aplatissement frontal est plus rare. A la période extra-capsulaire, la trachée est unie d'une façon intime au cancer et ne peut en être détachée que par une dissection minutieuse.

Les opérateurs, qui se sont trouvés en présence d'une semblable cohésion, signalent comme très délicat le temps dans lequel ils ont dû, pour enlever la tumeur, sculpter pour ainsi dire un à un les anneaux de la trachée dans la gangue qui les entourait.

L'œsophage est envahi comme la trachée et sa libération est aussi très laborieuse ; il est induré et plus ou moins rétréci.

Les *gros vaisseaux artériels et veineux* sont déplacés au début, puis entourés par le plastron ligneux ; leurs parois deviennent de plus en plus adhérentes et se fusionnent complètement avec le tissu pathologique; ils sont parfois transformés, sur une longueur variable, en un cordon aplati que l'on a beaucoup de peine à reconnaître. Ces thromboses sont causes des œdèmes et de la cyanose dont nous avons parlé.

Les *nerfs* (pneumogastrique, récurrents, sympathique) sont confondus dans la tumeur et, dans certains cas, ils sont impossibles à trouver.

Nous nous sommes basé, pour cette étude de l'aspect du cancer ligneux, surtout sur les trois observations suivantes, qui nous ont paru presque superposables, malgré la différence des diagnostics auxquels elles ont donné naissance.

OBSERVATION XIII

*(Riedel, Comptes rendus de la Société allemande
de chirurgie, 1896).*

Homme de quarante-deux ans, habitant une région de goitreux.

Depuis un an et demi, avait remarqué une hypertrophie de sa glande thyroïde, accompagnée d'une gêne respiratoire assez considérable. Riedel, examinant cette tumeur, trouva qu'elle était bilobée, pas très grosse, extrêmement dure, immobilisable. Il porta le diagnostic de goitre malin, et fit l'opération le 30 novembre 1883. Dès qu'il se trouva en présence de la tumeur, il constata qu'elle était extrêmement adhérente à la carotide et à la jugulaire interne. Il réséqua une portion de celle-ci ; mais jugeant que le cas était inopérable, il n'enleva qu'une petite portion de la tumeur. Pas de réaction post-opératoire. Le malade sortit de l'hôpital avec sa plaie guérie le 17 décembre 1883.

De temps en temps il vint se faire examiner, et chaque fois on constata que son état était excellent. Plus de gêne respiratoire. Au bout d'un an et demi, il se déclara complètement guéri et apte au travail.

Les préparations histologiques montrèrent qu'il ne s'agissait pas d'un néoplasme, mais d'un processus inflammatoire (infiltration de cellules rondes de l'inflammation). Le carcinome, le sarcome, la syphilis, la tuberculose devaient être écartés. Le malade est mort de néphrite quinze mois après l'opération ; il n'avait plus éprouvé aucune gêne respiratoire.

Pas de récidive sur place. L'autopsie n'a pu être faite.

OBSERVATION XIV

(Rapportée par M. Poncet, à la Société de chirurgie de Paris.
Séance du 3o juillet 1901. Obs. IV.)

*Cancer ligneux de la thyroïde. — Compression thrombosée de
la veine cave supérieure. — Thyroïdectomie partielle. —
Mort huit jours après l'opération.*

X..., soixante-trois ans, négociant, sans tares pathologiques ;
hypertrophie thyroïdienne légère, portant sur l'isthme et le lobe
droit, remontant à trois ans.

Sa santé était restée parfaite; il n'était nullement incommodé
par son goitre, lorsque, au mois de janvier dernier, 1901, la
tumeur augmenta rapidement de volume. Elle entraînait, en
même temps, une certaine gêne de la respiration, dans les efforts,
pendant la marche. Au mois d'avril, les troubles fonctionnels
étaient un peu plus marqués, mais deux accès graves de suffocation étaient survenus depuis quelques jours alarmant le malade
et son entourage. Lorsque M. Poncet examina le malade dans les
premiers jours d'avril, il constata une tuméfaction diffuse du
lobe droit et de l'isthme de la thyroïde. Le goitre avait une
forme en plastron, il s'engageait sous la clavicule, sous le sternum, paraissant très bridé par les tissus qui le recouvraient. Son
volume dépassait celui d'une grosse orange aplatie. Il refoulait
très à gauche la trachée ; mais ce qui le caractérisait avant tout,
c'était sa dureté, si uniforme, si spéciale, qu'elle avait dès le début étonné le malade et qu'elle continuait de l'intriguer. Cette
masse indolore résonnait comme du bois sous le doigt qui le
percutait. L'état général était resté bon, il n'y avait point de
ganglions apparents. Le paquet vasculo-nerveux était refoulé,
mais il ne paraissait pas envahi par la néoplasie. Dans toute la
région cervicale correspondante au lobe envahi, le réseau veineux sous-cutané était très développé.

On remarquait également sur la peau de la poitrine quantité de veinules cutanées d'apparence variqueuse et plus accusées au-dessus des seins, se prolongeant cependant quelque peu par en bas, jusqu'au niveau de l'appendice xiphoïde. Nulle trace d'œdème, soit du côté du cou et de la face, soit des membres supérieurs.

M. Poncet porta le diagnostic de carcinome ligneux.

Opération le 24 avril 1901. — Ablation par M. Poncet (assisté par M. le Dr Vignard) de la masse hypertrophiée. L'opération fut simple. Le diagnostic se confirmait à chaque nouvelle manœuvre opératoire. Les muscles sous-hyoïdiens, altérés, détruits par places, les plans profonds ne faisaient qu'un avec le néoplasme auquel ils adhéraient intimement, à la manière également de la trachée qui était refoulée, aplatie en lame de sabre, et qu'il fallut sculpter avec la pointe du bistouri pour libérer la tumeur. Quant au réseau veineux, confondu avec le néoplasme, il était le siège d'une infiltration carcinomateuse typique, rendant les déchirures vasculaires inévitables ; elles obligèrent M. Poncet à laisser à demeure dans la plaie vingt et une pinces hémostatiques.

Les gros vaisseaux étaient indemnes. On n'eut à lier ni la carotide primitive ni la jugulaire interne ; mais, en dehors de cette intégrité vasculaire et nerveuse, tous les tissus voisins étaient si bien envahis par le néoplasme qui s'infiltrait au loin en une coulée solide, que rarement, dans d'autres formes, de tumeur maligne de la thyroïde, tout à fait typiques, le mot de cancer n'avait paru à M. Poncet mieux applicable.

Le néoplasme enlevé pesait 900 grammes. Il était d'une densité uniforme, métallique. M. Poncet le considérait comme un des plus beaux spécimens de cancer ligneux.

L'examen histologique pratiqué par M. L. Dor confirma cette opinion. La dégénérescence cancroïdale avait été submergée, étouffée, par une gangue fibreuse très épaisse.

Les suites opératoires furent extrêmement simples pendant les cinq premiers jours. La température ne dépassait pas 38°3. Le lendemain de l'opération, les pinces hémostatiques furent toutes enlevées sans incident et, durant les premiers jours, les pièces extérieures de pansement furent renouvelées à diverses reprises, mais sans qu'on touchât au pansement cavitaire.

Durant cette période, l'état général de l'opéré était des plus satisfaisants. Il ne sembla pas, cependant, qu'il eût retiré un notable bénéfice de l'ablation de son goitre au point de vue de la gêne respiratoire. Le cinquième jour, dans la journée, la température s'éleva sans causes appréciables à 39°5.

On constata en même temps un œdème des plus apparents, occupant les deux membres supérieurs. Cet œdème plus ou moins dur n'était le siège d'aucune douleur. Il ne s'étendait pas à d'autres régions; la face et le cou en étaient indemnes.

A partir de ce moment, la température continua à osciller entre 39 degrés et 39°5. La respiration était en outre plus gênée, et le septième jour, comme il existait un peu de cornage, M. Poncet pratiqua la trachéotomie. A ce moment, la plaie était grisâtre et présentait les caractères d'une plaie infectée. L'auscultation relevait à la base du poumon droit des signes d'une broncho-pneumonie qui fit des progrès rapides ainsi que put l'observer M. le Dr Bouveret, appelé à la consultation.

L'œdème des deux membres supérieurs était resté à peu près stationnaire. Il augmenta sensiblement dans les quinze dernières heures, mais toujours sans s'étendre à d'autres régions. La mort survint le huitième jour, du fait de cette broncho-pneumonie infectieuse post-opératoire et existante déjà avant la trachéotomie.

OBSERVATION XV (résumée).

(Ricard., *Bull. et mém. Soc. chir. Paris,* 1901.)

M. P. ., homme vigoureux, bonne santé habituelle, envoyé par son médecin avec le diagnostic de *goitre osseux*.

Dysphonie depuis deux mois. Dyspnée; et depuis quinze jours, deux accès de suffocation. Dysphagie. Tuméfaction occupant toute la partie gauche du cou; base arrondie, descendant derrière la clavicule, prolongement effilé en haut, le long des vaisseaux carotidiens. Sur la ligne médiane, la tumeur s'arrête avec une netteté absolue. Consistance très dure, osseuse. Déviation à droite du larynx et de la trachée. Pas de douleurs. M. Ricard porte le diagnostic de *cancer thyroïdien.*

Opération le 6 mars 1901. — On trouve une tumeur non encapsulée, adhérente par places à l'omo-hyoïdien, et confondue avec les muscles sous-hyoïdiens. La jugulaire interne gauche est transformée en un cordon aplati et contenant encore un peu de sang veineux.

La tumeur, blanche, homogène, crie sous le scalpel ; elle se prolonge derrière la clavicule, plus loin qu'on ne le pensait. Les parois de la carotide primitive se fusionnaient avec le tissu morbide, et on dut la sectionner entre deux pinces. Le pneumogastrique, englobé également par le néoplasme, fut sectionné au bistouri. La partie antérieure de la tumeur ayant été séparée de la portion saine de l'isthme, la tumeur ne tenait plus qu'à la partie interne. Il fallut sculpter un à un les anneaux de la trachée, le temps fut très délicat, car on craignait de perforer les espaces intercartilagineux. La dissection de l'œsophage fut encore plus laborieuse. On ne put découvrir le récurrent. Sutures des muscles et drainage.

Le malade a repris sa vie habituelle ; déglutition non troublée, plus de dyspnée. La paralysie de la corde vocale gauche persiste seule.

Histologie pathologique. — Si tous les auteurs qui ont étudié la lésion ligneuse du corps thyroïde dont nous parlons, sont d'accord, ou à peu près, sur les différents points que nous avons examinés jusqu'à présent, cet accord cesse complètement dès qu'il est question de l'histologie de la lésion. M. Tailhefer qui a englobé, croyons-nous avec M. le professeur Poncet, dans sa description de « l'inflammation chronique pri-

mitive cancériforme de la glande thyroïde » des cas
où il s'agissait de vrais cancers ligneux. (obs XIII par
exemple), décrit ainsi les altérations microsco-
piques : « La lésion est constituée par du tissu fibreux
adulte. Quelquefois on trouve quelques vésicules
thyroïdiennes normales ; le plus souvent il n'y en a
plus, elles ont été supplantées par du tissu fibreux.
Celui-ci prédomine et fait presque toute la lésion. On
voit cependant une faible quantité de tissu conjonctif
normal. Entre ces faisceaux, se trouvent des nids de
cellules inflammatoires. Dans certains cas, quelques
vaisseaux sont thrombosés et, autour d'eux, s'étalent
des exsudats leucocytiques. » Les auteurs, qui pré-
tendent que l'on a toujours eu affaire à une inflammation, déclarent n'avoir jamais trouvé de cellules cancéreuses. Une de ces tumeurs, enlevée par M. Ricard
(obs XV), fut examinée par M. Lecène, interne des
hôpitaux, sous le contrôle de M. Brault, et cet examen
donna les résultats suivants: « tumeur constituée
uniquement par du tissu fibreux, les fibres l'emportent
de beaucoup sur les cellules, — donc tissu fibreux
adulte — sauf en certains points où l'on rencontre des
nodules de tissu conjonctif jeune presque embryon-
naire. La carotide et le pneumogastrique sont intimement fusionnés avec la tumeur. En aucun point, il n'y a
trace d'épithélium thyroïdien ou autre. Il ne s'agit donc
pas d'un cancer proprement dit (carcinome très squirrheux), ni d'une sclérose thyroïdienne, sorte de cirrhose
glandulaire, mais d'un *fibrome adulte* à évolution
lente. »

D'autre part, M. Louis Dor, chef du laboratoire de

M. le professeur Poncet, a pu examiner un certain
nombre de tumeurs semblables, enlevées à la clinique.
Dans un cas, le microscope révélait, « un *cancer épithélial* avec une abondance telle de tissu fibreux, qu'on avait
de la peine à trouver quelques boyaux épithéliaux
étouffés par une production conjonctive intense »
(obs. II). Mêmes résultats dans l'observation III.
M. Dor vit également la tumeur du malade de l'observation XIV ; dans ce cas encore, la dégénérescence
cancroïdale avait été submergée, étouffée par une
gangue fibreuse très épaisse.

Des opinions bien différentes sont donc en présence
sur la nature histologique des tumeurs des trois
malades (obs. XIII, XIV, XV) que nous avons rap-
prochés à dessein. Nous discuterons plus tard ces
opinions et leur valeur respective ; mais constatons
d'abord ce premier fait que l'on a toujours trouvé une
grande abondance de tissu fibreux.

Pour ce qui est de la présence ou de l'absence des
cellules cancéreuses, n'est-il pas permis d'admettre,
ainsi que l'a dit M. Poncet à la Société de chirurgie :
« En rendant pleinement hommage à l'habileté, à la
perspicacité des histologistes ainsi mis en cause, qu'ils
ont eu affaire à des lésions plus avancées de cirrhose
thyroïdienne avec atrophie, disparition par étrangle-
ment de la néoplasie épithéliale » ?

D'après M. Dor, la tumeur serait donc un cancer,
un épithélioma dans l'immense majorité des cas, dans
lequel, sous une influence inconnue, le stroma du néoplasme prendrait une extension considérable ; de
larges bandes fibreuses circonscriraient des boyaux

épithéliaux de plus en plus étroits, et ce développement pourrait être tel, qu'en certains points de la
glande envahie, les cellules épithéliales disparaîtraient
d'une façon absolue. Selon l'époque, précoce ou tar-
dive, à laquelle la tumeur sera examinée, on comprend
aisément que le microscope y révèlera ou non, la présence de cellules cancéreuses.

CHAPITRE VI

DIAGNOSTIC

I. **Discussion sur la nature de la tumeur.**

Nous sommes maintenant à même de résoudre le problème que nous avons posé au début de ce travail et de montrer pourquoi l'on doit regarder la tumeur comme néoplasique et non comme simplement inflammatoire. Nous examinerons et nous discuterons successivement tous les arguments qui plaident pour l'origine inflammatoire, puis nous énumérerons ceux qui sont en faveur de la carcinose.

A. Arguments contre le cancer. — Contre le cancer, il y a ce premier fait que la lésion a régressé quelquefois spontanément (Walther), ou après une excision même partielle (Riedel, Kordua, Tailhefer, Ricard). Mais, est-ce suffisant pour nier la nature cancéreuse de l'affection? Nous ne le croyons pas. Ne voit-on pas tout, en effet, lorsqu'il s'agit de cancer? Et ne trouvons-nous pas dans les auteurs de nombreux exemples de cancers diagnostiqués, et de par l'évolution clinique, et de par le microscope, et qui après une ablation incomplète ne récidivent pas ou peuvent même disparaître tout à fait?

Sans aller chercher des exemples dans les tumeurs des autres organes, signalons que Bœckel extirpe, en mars 1881, un énorme goitre malin chez une femme de quarante-huit ans, la malade présenta une guérison parfaite pendant plus de trois ans. Et cependant, la tumeur examinée histologiquement par le professeur Recklinghausen, était un sarcome. Tillaux cite tout au long l'observation d'un homme de trente-trois ans atteint de sarcome du corps thyroïde, diagnostic vérifié par l'examen microscopique, et qui guérit après ablation de la tumeur. Une malade de Turner vit une tumeur thyroïdienne, d'apparence maligne, disparaître presque entièrement, pour un temps, après une simple trachéotomie.

Dans le *Bulletin de la Société anatomique* de 1891, A. Pillet parle d'un épithélioma alvéolaire de la thyroïde, enlevé chez une femme et qui ne récidiva pas. Kopp rapporte deux faits identiques où l'extirpation entraîna une guérison absolue ; il s'agissait cependant de carcinomes thyroïdiens (diagnostic histologique posé par le professeur Stilling). Brindel et Liaras *(Bul. Soc. anat. de Bordeaux*, 1895) citent trois cas d'épithéliomas cylindriques de la thyroïde qui ne récidivèrent pas après l'opération. Bennecke et Kœnig *(Berlin, Klin Wochen*, 1896) ont de même opéré et guéri des carcinomes thyroïdiens non douteux. Tout récemment enfin, M. Berger rapportait à la Société de chirurgie (23 juillet 1901) deux observations dans lesquelles l'ablation d'épithéliomas de la glande thyroïde a donné un succès complet. Il est inutile de poursuivre davantage cette énumération déjà longue ; nous croyons avoir prouvé que des thyro-carcinoses non douteuses peuvent quelquefois guérir après excision.

2° Le second et le principal argument des partisans de l'inflammation chronique est tiré de l'examen histologique. Dans aucune tumeur on n'a trouvé, disent-ils, de cellules cancéreuses, quelque minutieuses qu'aient été les recherches, et ces recherches étaient faites par des histologistes d'une valeur indiscutable. Nous répondrons, ainsi que nous l'avons indiqué déjà, que M. Louis Dor est parvenu à plusieurs reprises à mettre en évidence des boyaux épithéliaux au milieu du tissu fibreux, confirmant le diagnostic de cancer porté par M. Poncet, et que, si ces cellules n'ont pas été vues par les autres auteurs, cela tient, sans doute, à ce qu'ils examinaient des tumeurs à un degré plus avancé, où les éléments épithéliaux submergés par le tissu fibreux avaient totalement disparu. La question de l'anatomie pathologique a-t-elle d'ailleurs une importance aussi considérable qu'on semble le prétendre, et le microscope aurait-il, en clinique, une valeur absolue ? Certes non, et il suffit d'ouvrir les traités de chirurgie pour reconnaître, comme le soutient notre maître M. Poncet, « qu'un diagnostic peut s'établir et doit être maintenu, surtout pour des tumeurs, en dehors du microscope et quelquefois malgré lui ». Broca écrit dans le *Traité de Duplay et Reclus* à l'article CANCER DE LA THYROÏDE : « Au microscope, on ne voit pas toujours de différence entre un goitre bénin et un goitre malin ; nous ne sommes pas en mesure de superposer exactement nos connaissances anatomiques et nos connaissances cliniques ».

Nous lisons, de même, dans le *Traité de Chirurgie de Le Dentu et Delbet*, qu'il faut s'en rapporter, pour spécifier le cancer thyroïdien, uniquement aux caractères cliniques de la malignité, car l'histologie seule ne peut fournir un critérium suffisant entre les goitres bénins et les goitres malins, l'aspect des coupes étant parfois identique. Et plus loin : « La distinction histologique est impossible à faire dans un certain nombre de cas. C'est seulement en examinant de nombreux points de la pièce que ce caractère général de diffusion permet, par sa prédominance même, de conclure au cancer. » Nous admettrons donc que souvent le microscope ne peut pas nous renseigner sur la bénignité d'une tumeur thyroïdienne ou sur sa malignité.

3° L'adénopathie a manqué dans un grand nombre d'observations, et ce serait encore un argument à opposer aux partisans du cancer.

Nous ferons observer que plusieurs fois on a senti, sur le vivant, des ganglions indurés (obs. IX, XI) et qu'on en a trouvé à l'autopsie, qui n'étaient pas perceptibles à travers l'induration des plans superficiels (obs. IV). Et qu'enfin les cancers les plus indiscutables peuvent ne jamais présenter de métastases ganglionnaires. Lebert et Thelliez ont bien écrit que le cancer du corps thyroïde ne s'accompagne jamais d'engorgement ganglionnaire ; cela tient, peut-être, à ce que les ganglions s'accolent souvent à la tumeur et ne peuvent être distingués par le palper.

De plus, l'évolution du cancer ligneux est rapide et l'envahissement des ganglions peut être tardif.

4° L'absence de douleur a été invoquée pour rejeter

la carcinose. Mais plusieurs de nos observations signalent, au contraire, des douleurs névralgiques, parfois extrêmement violentes (obs. XI, XVII). Les névralgies ne sont d'ailleurs, pas plus que les ganglions, constantes dans le cancer thyroïdien.

Duboé rapporte, dans sa thèse, un grand nombre d'observations où l'évolution du cancer n'a donné lieu à aucune douleur spontanée.

5° Nous ferions une réponse identique, si l'on invoquait la persistance d'un bon état général pour nier le cancer. Les nombreuses observations de Duboé prouvent que les malades peuvent conserver longtemps un parfait état général, tout en présentant des cancers très avancés ; et, d'autre part, quelques-uns de nos malades ont sensiblement maigri.

6° La dysphagie précoce serait, d'après Boursier (thèse d'agrégation) et d'après M. Berger, un des symptômes les plus importants et les plus constants des goitres malins. Mais cette règle présente de nombreuses exceptions ; ce symptôme peut faire défaut dans des cancers confirmés et .encore une fois on a pu le voir dans certaines tumeurs ligneuses.

7° Enfin, la dyspnée ne saurait non plus influer par sa présence ou son absence sur notre opinion. Un goitre simple peut la causer, elle peut manquer au contraire dans des cas d'épithéliomas non douteux. Même remarque au sujet de la dysphonie.

B. Arguments en faveur du cancer. — Ces arguments sont ceux que M. le professeur Poncet faisait valoir à la Société de chirurgie quand il disait :

« Si le diagnostic devait imposer un autre nom à la maladie en question que celui de cancer, je n'hésiterais pas, au nom de la clinique, à m'inscrire en faux. Comment, voilà une tumeur non délimitable qui marche avec une allure tout autre que le goitre vulgaire, qui s'accompagne rapidement de troubles fonctionnels graves du côté de la respiration, de la déglutition, etc., qui envahit comme de la lave les tissus, les organes qui l'avoisinent, muscles, trachée, œsophage, vaisseaux du cou, carotide, jugulaire interne, gros troncs nerveux, pneumogastrique, sympathique, etc., et l'on admet une lésion inflammatoire, une thyroïdite chronique, un fibrome ! Mais il n'est plus possible de s'entendre ; car, quels seront alors les signes du cancer ? A quelle marque distinguera-t-on un goitre malin d'un goitre bénin ? N'avons-nous pas le droit de ne voir dans les recherches histologiques qu'un élément d'investigation, certainement très-important, mais dans l'espèce insuffisant pour se substituer aux caractères cliniques dont je viens de parler et imposer un autre diagnostic ? Encore une fois, j'ai une grande déférence pour les anatomo-pathologistes. Il ne faut pas cependant leur demander plus qu'ils ne peuvent donner.

J'admets, à la rigueur, qu'il ne s'agit pas toujours d'un carcinome squirrheux, et que la tumeur peut être primitivement un sarcome, un fibro-sarcome, un fibrome. Qu'importe le mot ? De tels néoplasmes avec cette marche clinique ne méritent-ils donc pas d'être classés parmi les cancers ?

Je n'ignore pas que « l'inflammation chronique pri-

mitive « cancériforme » de la glande thyroïde » que
la « variété de dégénérescence fibreuse du corps
thyroïde », ont certains caractères différentiels très nets
de ceux du cancer thyroïdien habituel. C'est ainsi que
les ganglions ont fait défaut, que la tumeur était le plus
souvent indolore, que l'état général des sujets restait
bon, et que la récidive dans quelques cas s'est fait
attendre, etc. Ces remarques sont, à coup sûr, des plus
intéressantes et capables d'inspirer des doutes, s'il
n'y avait pas le contrôle direct de l'opération, de l'autopsie. Peut-on contester la malignité d'une lésion qui
ne respecte aucun des tissus, aucun des organes qui
l'entourent, et cette diffusion n'est-elle pas le grand
signe des néoplasmes cancéreux ? sans attacher d'autre
importance à la désignation de tumeur épithéliale, de
tumeur conjonctive, sarcome, fibrome, etc ?

Et puis, cliniquement, ne voit-on pas tout, surtout
au point de vue cancer, en tant qu'évolution que non-
récidive après ablation même incomplète ? Tous les
carcinomes du sein, de l'utérus, pour ne parler que
des plus communs, ne récidivent pas.

Je n'insiste pas davantage, et je pense être dans le
vrai en proposant, pour cette variété de goître dur,
le nom de : « cancer ligneux de la thyroïde, » de
« thyro-carcinose fibreuse ».

C'est à une conclusion analogue qu'ont été conduits
les auteurs anglais auxquels Bowlby présenta la malade dont voici l'observation :

OBSERVATION XVI

(Bowlby, *Lancet*, Lond., 1884.)

La malade était une femme de quarante-deux ans, qui commença à souffrir, pour la première fois, trois ans avant sa mort. Elle ressentait de vives douleurs dans la glande thyroïde et dans les régions voisines.

Le Dr Cornolly, qui la vit en 1881, constata que le corps thyroïde était légèrement augmenté de volume.

En octobre 1882, la tumeur s'était considérablement accrue. C'était alors une grosseur dure, indolore à la palpation, et qui ne causait pas de dyspnée.

Des applications d'onguent mercuriel donnèrent peu de résultat. Graduellement, la tumeur s'accrut latéralement et transversalement, sa consistance augmentait en même temps, et elle devint *aussi dure que la pierre.*

Le Dr Félix Semon vit la patiente en avril 1883, et considéra la lésion comme maligne. La tumeur comprimait la trachée et en diminuait le calibre ; la corde vocale gauche était paralysée. Des crises de dyspnée commencèrent à se montrer vers cette époque, et devinrent de plus en plus fréquentes; la malade souffrait d'une légère dysphagie à la fin d'octobre 1883

La situation s'aggrava peu à peu, et la vie de la malade était réellement menacée lorsqu'elle entra à Saint-Barthélemy, le 23 novembre 1883.

On ne pouvait alors percevoir, par la palpation, les organes du cou. Devant les symptômes d'une asphyxie menaçante, M. Schmidt pratiqua une trachéotomie. Cette opération n'amena qu'un soulagement temporaire, la malade succomba peu de temps après.

A l'examen post mortem, on trouva une énorme tumeur de la glande thyroïde, présentant à la coupe un aspect fibreux. Les limites du néoplasme étaient mal définies en bas, en arrière et latéralement.

Les nerfs, veines et artères du cou étaient inclus dans la tumeur, la trachée était comprimée en avant et sur les côtés, et par place, infiltrée par le tissu de nouvelle formation.

L'examen microscopique montra que la tumeur était entièrement fibreuse ; il n'y avait pas de lésion des ganglions lymphatiques environnants.

· MM. Buttlin, Haward, Goddhart et Morris, conclurent avec Bowlby que, malgré les caractères de bénignité fournis par l'examen histologique, la tumeur était bien de nature maligne, eu égard à l'envahissement des organes voisins avec lesquels elle était en contact, et le diagnostic porté fut celui de sarcome. Nous aurions dit « thyro-carcinose ligneuse » ; mais nous tenions à souligner l'accord de ces auteurs pour ne se décider que d'après l'allure clinique de la tumeur, sans presque tenir compte de l'histologie pathologique.

II. **La tumeur siège-t-elle dans le corps thyroïde ?**

Cette partie du diagnostic est ordinairement facile à faire, au début tout au moins. La situation de la tumeur, ses rapports avec la trachée et surtout ses mouvements d'ascension pendant la déglutition sont caractéristiques. Plus tard, lorsque ces signes font défaut, lorsque des adhérences profondes s'opposent à ce qu'elle suive le larynx, la question se complique. La confusion est alors possible avec la variété de phlegmon chronique que M. Reclus a décrite sous le nom de *phlegmon ligneux du cou*. Mais un examen un peu attentif permettra d'éliminer cette affection. Le phlegmon ligneux, en effet, est une inflammation chronique du tissu con-

jonctif, qui intéresse toujours la peau et a une tendance
manifeste au *processus* suppuratif : la tuméfaction éta-
lée comme une plaque de blindage, très dure, sans bosselures, est recouverte par une peau qui adhère intimement à la tumeur et présente une coloration rouge
foncé, lie de vin, elle est un peu chaude ; au bout de
plusieurs semaines ou de plusieurs mois, des points se
ramollissent, qui donnent issue à une petite quantité
de pus, et se ferment ou se fistulent pendant que d'autres abcès minuscules se développent et s'ouvrent.
Dans le cancer ligneux thyroïdien, au contraire, la peau
est intacte, ni rouge, ni chaude, ni adhérente, et il n'y
a jamais de tendance à la suppuration ; l'anamnèse est
là, du reste, pour renseigner, et le point de départ de
la lésion dans un goitre antérieur, suffit pour lever les
doutes que pourrait faire naître un simple examen.

III. **La tumeur thyroïdienne est-elle un cancer ligneux !**

Un goitre qui, brusquement, chez un individu âgé
de quarante ans, prend un développement rapide et
continu, doit toujours être considéré comme suspect ; et
lorsque sa consistance présente la dureté ossiforme dont
nous avons parlé, on doit songer de suite à un cancer
ligneux.

On ne confondra pas ce cancer avec un *goitre simple
calcifié*, car si la consistance est la même, et si les deux
lésions se ressemblent au début, le goitre calcifié con-
serve ses dimensions premières, ne dépasse jamais la

capsule de la glande et n'offre jamais l'extension si caractéristique du cancer ligneux.

Le *goitre fibreux* est aussi dur que le cancer ligneux,
il succède également souvent aux goitres anciens et peut
enfin provoquer des accidents de compression et prin-
cipalement des troubles dyspnéiques. On aura donc de
la peine à le distinguer d'une thyro-carcinose ligneuse
à la phase intracapsulaire. Mais la marche de la maladie vient encore ici fixer rapidement le diagnostic.
Tandis que, dans le cas de goitre fibreux, la tuméfaction reste petite, car la sclérose est toujours cantonnée
dans la glande, on voit le cancer augmenter de plus en
plus de volume, franchir les limites de la thyroïde et
englober dans sa masse tous les tissus environnants.

Les antécédents du malade, l'histoire de sa maladie,
les lésions des autres organes, et en particulier du poumon, permettraient de dépister facilement une *tuberculose secondaire* de la thyroïde. Quant à la *tuberculose
primitive*, elle est exceptionnelle ; Bruns, Weigert et
Schwartz en ont rapporté quelques cas où la confusion
était inévitable avec l'épithéliome ou le carcinome ; la
consistance ligneuse n'a pas été observée dans cette lésion.

La *syphilis thyroïdienne* est peu connue, surtout en
France ; elle se présente sous forme de gommes dont
nous ne parlerons pas, et sous forme de *thyroïdite
interstitielle*. C'est seulement avec cette deuxième
forme que nous devons faire le diagnostic.

Les observations de thyroïdite syphilitique, rapportées par Küttner au XXVIIe Congrès allemand

de chirurgie, nous ont montré que l'on pouvait confondre cette affection avec le cancer ligneux.

Le deuxième malade cité par Küttner, par exemple, était porteur d'une tumeur dure, du volume d'un poing, occupant le lobe droit de la thyroïde avec prolongement rétro-sternal, la trachée était déviée à gauche et l'un des récurrents, paralysé. Le malade était cyanosé et dyspnéique. La tumeur s'était développée rapidement sur un goitre préexistant. On diagnostiqua cancer et une intervention fut décidée. La tumeur adhérait tellement aux muscles et aux parties voisines que l'on dut renoncer à l'extirper, et l'on fit une simple trachéotomie. Un traitement spécifique énergique fit rétrocéder rapidement les symptômes ; en trois semaines, la tuméfaction avait disparu. — Le diagnostic clinique est presque impossible. Les antécédents syphilitiques sont les seuls éléments permettant de songer à la spécificité, et le traitement ioduré juge en dernier ressort ; c'est donc à lui que l'on devra recourir dès qu'un doute sera possible.

L'actinomycose thyroïdienne primitive est trop rare pour que nous en parlions ici, on ne connaît guère qu'une observation de Köhler où la glande aurait peut-être été envahie primitivement ; dans les autres cas, très rares également, où les lésions de la thyroïde étaient secondaires, la confusion avec le cancer ligneux n'était guère à redouter. En effet si la dureté, parfois ligneuse en certains points, pouvait prêter à une erreur, les bosselures, la couleur rouge ou violacée de la peau ainsi que sa minceur, le point de départ de la lésion, et surtout la présence d'orifices fistuleux donnant issue à un magma granuleux, devaient lever tous les doutes, même si ce pus ne renfermait pas les grains jaunes caractéristiques.

Les *strumites chroniques* et spécialement la *thyroïdite chronique*, décrite par M. Tailhefer, sont difficiles à différencier de la thyro-carcinose ligneuse.

Pour séparer l'une de l'autre ces deux lésions, il faut tenir compte de plusieurs facteurs :

1° Nous attachons une certaine importance à l'*âge* des malades. Les malades atteints de thyroïdite chronique « cancériforme » ont trente-trois, trente, treize, douze et même quatre ans ; et le plus âgé des huit malades dont parle Tailhefer a quarante-deux ans. Or, les cancers se développent tardivement ; dans nos observations, les malades ont de quarante à soixante ans ; et le malade de quarante-deux ans que Tailhefer considère avec Riedel comme atteint de thyroïdite chronique, nous a paru présenter plutôt un caractère ligneux, c'est son observation que nous avons citée précédemment (obs. XIII).

2° L'existence d'un *goitre antérieur*, sur laquelle nous avons insisté, à diverses reprises, fait le plus souvent défaut dans les cas de Riedel et Kordua Plusieurs malades, cependant, et, parmi eux, celui dont nous parlions au paragraphe précédent et que nous regardons comme cancéreux, habitaient une région goitrigène, sans qu'il soit dit s'ils étaient eux-mêmes goitreux.

3° L'*envahissement des organes péri-thyroïdiens*, rapide dans les deux cas, reste limité au tissu conjonctif dans la thyroïdite, les muscles ne sont envahis et détruits que par le cancer.

4° L'*examen histologique*, malgré son peu de valeur dans le cas actuel, permet néanmoins, parfois, de mettre en évidence quelques cellules néoplasiques (L. Dor) qui fixent le diagnostic.

Quoi qu'il en soit, ce n'est pas sur un seul de ces signes, que l'on peut se baser d'une façon absolue pour affirmer le cancer ligneux, il faut la réunion d'un certain nombre d'entre eux pour éliminer sûrement l'inflammation « cancériforme ».

CHAPITRE VII

TRAITEMENT

Traitement curatif. — Lorsque la tumeur est
encapsulée et n'a encore envoyé aucune métastase
dans les ganglions voisins, une intervention est tout
indiquée et donne de bons résultats. Selon les circon-
stances, on pratiquera l'énucléation intra-glandulaire,
c'est-à-dire la strumectonie, ou l'énucléation massive,
ou encore la thyroïdectomie. Nous ne décrirons pas
ces opérations qui sont bien connues et ont été soi-
gneusement étudiées par M. Bérard dans sa thèse
inaugurale, et par Carrel-Billard. Nous nous contente-
rons de faire observer que le chirurgien est en présence
d'un cancer et qu'il doit redouter les opérations trop
économiques ; la thyroïdectomie sera, par conséquent,
l'opération de choix. C'est cette intervention que
pratiqua Marchand sur une malade qui présentait
une tumeur thyroïdienne intra-capsulaire, il eut un
résultat parfait. La malade revue plus de quinze mois
après l'opération ne présentait pas trace de récidive
(obs. XII). Ce traitement des tumeurs au début, qui
peut être vraiment curatif, ne saurait convenir lorsque
les limites de la glande sont dépassées, et c'est malheureusement à cette période que se présentent le plus

souvent les malades ; aussi les chirurgiens sont-ils, pour la plupart, opposés aux interventions pour cancer thyroïdien.

Boursier (thèse d'agrégation, 1880) énumère les diverses opinions émises sur l'opportunité de l'intervention. Nélaton refuse d'intervenir pour des tumeurs non pédiculées. Holmès est absolu: « Le cancer de la thyroïde n'est pas justiciable d'un traitement chirurgical. » Duplay considère ces tumeurs malignes comme au-dessus des ressources de l'art. Lebert, Rose, Braun professent une opinion semblable, M. Poncet déclare être resté pessimiste après de nombreuses opérations ; cette manière de voir est justifiée par des morts rapides post-opératoires et par une survie qui n'en vaut guère la peine. Lorsqu'il est intervenu (obs. III et XIV) les malades ont été promptement emportés, aussi s'est-il décidé pour l'abstention chez la dernière malade qu'il a eue à examiner (obs. XI).

Pas de traitement curatif par conséquent, à la période extra-capsulaire.

Traitement palliatif. — La dyspnée étant fréquente, on sera amené parfois pour y remédier à pratiquer la *trachéotomie*. Le tubage, comme l'a fait remarquer Sargnon dans sa thèse (Lyon 1899), ne convient pas dans le cas de cancer thyroïdien.

La trachéotomie est donc le premier moyen que l'on puisse opposer aux accès de suffocation ou à la gêne respiratoire permanente. Cette opération n'est pas toujours facile ; on ne peut répérer la trachée à travers les plans indurés et il est ensuite très difficile de la trouver au milieu de la gangue fibreuse qui l'entoure. L'épaisseur, souvent considérable des tissus à traverser, rend impossible l'emploi des canules à trachéotomie ordinaires, il faut utiliser, soit une sonde œsophagienne que l'on enfonce jusqu'au-dessous du point sténosé, soit plutôt les longues canules que M. Poncet a fait construire spécialement pour trachéotomie dans le cas de cancer de la thyroïde, et qui ont 12 centimètres de long. La trachéotomie a pu provoquer un soulagement temporaire (obs. XVI), mais elle ne fait disparaître que les accidents dyspnéiques et ne modifie en rien les douleurs ou la dysphagie. C'est d'ailleurs une opération grave et délicate, et l'on doit lui préférer, quand elles sont possibles, les grandes *incisions circumthyroïdiennes* imaginées par M. Poncet et proposées au Congrés de chirurgie de 1889.

Ces incisions libèrent la tumeur des muscles et aponévroses qui la brident, s'opposent à son extension et sont une des grandes causes des compressions laryngotrachéales ou œsophagiennes.

M. Adenot, conseillait au xe Congrès de chirurgie, de faire la *libération longitudinale de la trachée comme traitement palliatif dans le cancer thyroïdien*. Cette opération aurait donné de bons résultats dans l'observation XVII. Elle semble particulièrement indiquée dans la thyro-carcinose ligneuse. M. Adenot terminait en effet sa communication en faisant remarquer que les formes, qui lui paraissaient le plus susceptibles de retirer un profit de cette intervention, étaient les cancers massifs, à forme squirrheuse, formant par leur fusion avec les ganglions voisins comme une cuirasse qui étouffe les organes sous-jacents. N'est-ce pas le cas du cancer ligneux? L'observation suivante, que citait M. Adenot comme une de celles où la libération de la trachée a été d'une heureuse application, nous a semblé du reste se rapporter à un cancer ligneux.

OBSERVATION XVII (résumée).

(Adenot, Xe Congrès français de chirurgie. Obs. II.)

M. F. ., quarante et un ans, cultivateur, habitant près de Voiron, entre, le 29 octobre 1896, dans le service de M. Poncet. Pas d'antécédents. Pas de goitre antérieur. Depuis sept mois, son cou s'est mis à enfler progressivement ; depuis peu de temps, cette tuméfaction a produit de la dysphonie, de la dysphagie pour les solides, une dyspnée d'effort et des douleurs irradiées vers la nuque et les épaules; ces douleurs sont si intenses que le malade ne peut reposer sa tête et ses épaules sur un oreiller depuis plusieurs semaines.

On constate une tumeur allant du sternum au bord inférieur du cartilage thyroïde. Elle est *extrêmement dure*. Au-devant d'elle, les jugulaires sont dilatées; le larynx est dévié à droite. La tumeur siège à gauche et sur la ligne médiane ; elle envoie à gauche et en haut, un volumineux prolongement. Ganglions sus-claviculaires. Amaigrissement léger.

Opération. — Longue incision médiane. On tombe sur une masse dure, lardacée, très peu vasculaire. M. Poncet incise la glande sur toute sa hauteur et jusqu'à la paroi trachéale.

Amélioration de la déglutition et de la respiration; les douleurs ont presque disparu.

Un mois après, accidents de dyspnée nécessitant une trachéotomie. La dyspnée est calmée, mais les forces du malade baissent sensiblement.

Si la déglutition est seule entravée, on peut se contenter de faire usage du *tube de Faucher* lorsque la dysphagie, tient à un simple spasme de l'œsophage ; mais la tumeur amène parfois par sa compression, une sténose de plus en plus marquée, et le tube de Faucher devient insuffisant. Il convient d'utiliser alors, pour alimenter le malade, une petite sonde introduite par les fosses nasales et fixée à demeure pour éviter les inconvénients d'un cathétérisme répété. La sonde à demeure est malheureusement douloureuse et difficile à supporter.

Il faut bien savoir que tous ces moyens palliatifs n'ont que peu de valeur et ne sauraient procurer une bien longue survie ; ils doivent néanmoins être appliqués lorsqu'on est en face d'accidents imminents, car ils permettent de rendre supportable, d'une façon passagère, la situation du malade.

Le **traitement préventif** est le seul sur lequel on pourrait vraiment compter, et comme le cancer se développe dans la presque totalité des cas sur de vieux goitres, l'ablation précoce de ces goitres serait le meilleur moyen de préserver les gens qui en sont porteurs d'une dégénérescence ultérieure. Mais outre que les goitreux ne consentiraient vraisemblablement pas à une telle opération, la question soulève le grave problème de la strumectomie totale et de la cachexie strumiprive qui en résulte, aussi n'y insisterons-nous pas davantage.

Le **traitement médical** avec les préparations iodées a pu donner quelques résultats (observation ci-après), mais l'amélioration ne peut être que passagère et fait souvent défaut.

OBSERVATION XVIII

(Thèse Carrel-Billard, obs. XLIV.)

Cancer thyroïdien. Amélioration par l'iodo-thyrine.

P... Jean, soixante-dix ans, cultivateur de la Haute-Loire, entre à la Clinique de M. le professeur Poncet le 6 avril 1898. Pas de goître dans sa famille. Bonne santé habituelle. Ni tuberculose, ni syphilis.

Il y a cinq semaines, la malade commença à tousser et à cracher. Sa voix se modifia et il s'aperçut qu'il était porteur d'une petite tumeur de la grosseur d'un œuf, située sur la partie latérale gauche du cou. Peu à peu, la partie antérieure du cou fut envahie, de même que la droite. Dysphonie, et, depuis quinze jours, douleurs irradiées dans l'oreille droite.

On sent au-dessus des téguments une *cuirasse dure*, assez bien limitée à gauche et en arrière où elle est plus volumineuse qu'à droite ; cette tumeur est mobile avec les mouvements de déglutition.

Les limites sont peu précises. Ganglions peu nombreux.

Douleur pendant la déglutition. Pas d'accès de suffocation. Pas de température.

Le malade est amélioré par l'iodo-thyrine et retourne chez lui.

CONCLUSIONS

On observe dans le corps thyroïde, comme dans d'autres organes, dans la mamelle par exemple, une forme de carcinome squirrheux de consistance très dure, formant un bloc plus ou moins volumineux, et qui mérite bien, en raison de sa consistance spéciale, de sa densité, le nom de *cancer ligneux du corps thyroïde*. (Les chirurgiens qui ont observé des faits de ce genre parlent tous d'une dureté comparable à celle du bois, du fer.)

Nous avons réuni dix-huit observations de cancer thyroïdien ligneux, l'âge moyen des malades était de cinquante-deux ans. Sur ce chiffre on compte huit homme et dix femmes.

Douze fois il s'agissait d'un cancer massif, diffus occupant tout le corps thyroïde. Six fois la carcinose était partielle, un seul lobe était envahi.

Chez dix malades, le cancer était, suivant la règle, survenu sur un vieux goitre. On sait du reste d'après les observations de M. le professeur Poncet, que la dégénérescence thyroïdienne peut être considérée comme étant toujours secondaire à une lésion goitreuse qui, interstitielle, peut fort bien n'être pas apparente cliniquement.

La néoplasie est essentiellement caractérisée par un tissu extrêmement dense, qui a pu étouffer plus ou moins complètement la néoformation épithéliale. C'est ainsi que s'expliqueraient les cas bien connus de Riedel, Kordua, de Tailhefer, de Sicard, où ces chirurgiens semblent ne s'être plus trouvés qu'en présence d'un fibrome.

Jusqu'à plus ample informé, nous considérons cependant des faits de ce genre dans lesquels les organes voisins étaient envahis, muscles, paquet vasculo-nerveux, trachée, etc., comme des cas, bizarres il est vrai dans leur allure, de cancer ligneux, ainsi que l'avait établi M. le professeur Poncet dans sa communication du mois de juillet dernier à la Société de chirurgie.

Le pronostic est naturellement des plus graves, comme du reste dans toute autre variété de cancer thyroïdien.

Quant au traitement, en dehors de formes récentes, intra-capsulaires, sans envahissement ganglionnaire et qui, dans ces conditions, sont justiciables de l'ablation, il devra être malheureusement la plupart du temps comme dans les autres variétés de carcinose thyroïdienne, l'abstention chirurgicale.

BIBLIOGRAPHIE

Adenot, Traitement palliatif du cancer du corps thyroïde (Xᵉ Congrès de chirurgie, 1896).

Albertin, Du cancer du corps thyroïde (Province médicale, Lyon, 1888).

Bard, Précis d'anatomie pathologique.

Bazy, Bull. et mém. de la Soc. de chir. de Paris (23 juillet 1901).

Bérard, Thérapeutique chirurgicale des goitres (th. de Lyon, 1896.)

Bertrand, Formes aiguës et formes latentes du cancer thyroïdien (th. de Lyon, 1895).

Berger, Bull. et mém. de la Soc. de chir. de Paris (23 et 31 juillet 1901).

Boeckel, Goitre sarcomateux énorme (Gaz. des hôpitaux, 1884).

Bowlby, Infiltrating fibroma (sarcoma?) of the thyroïd gland (Lancet, Lond., 1884, p. 1001).

Broca, Épithéliome et carcinome thyroïdiens, du traité de chirurgie Duplay et Reclus, 1888.

Carrel-Billard, Le goitre cancéreux (th. de Lyon, 1899).

Cornil et Ranvier, Manuel d'histologie pathologique, t. III, p. 989).

Coulon, Sur le cancer du corps thyroïde (th. de Paris, 1883).

Delbet Pierre, Sur les tumeurs fibreuses du cou. Discussion (Bull. et mém. de la Soc. de chir. de Paris, 10 juillet 1901, p. 807).

Duboé, Contribution à l'étude de l'évolution clinique du goitre
      malin (th. de Bordeaux, 1897).

Duplay et Reclus, Traité de pathologie externe (T. V., p. 447).

Gruié, Formes médicales du cancer thyroïdien (th. de Lyon,
      1899-1900).

Jaboulay, Observations de cancer thyroïdien (In thèses de Ber-
      trand, d'Orcel, de Sargnon).

Jaupitre, Tumeurs du corps thyroïde (th. de Paris, 1876).

Köhler, Myxœdem auf seltener Basis (Berl. klin. Woch., n° 41,
      p. 927).

Kordua, Un cas de thyroïdite chronique (XXVᵉ Congrès alle-
      mand de chirurgie).

Küttner, Du goitre syphilitique (XXVIIᵉ Congrès allemand de
      chirurgie).

Lancereaux, Traité d'anatomie pathologique (t. III, p. 766).

Le Dentu et Delbet, Traité de chirurgie (t. VI, p. 608).

Le Fur, Épithéliome du corps thyroïde (Soc. anat. de Paris,
      1898, p. 790).

Mackenzie, Sarcome du corps thyroïde (Med. Times and Gaz.,
      vol. II).

Marchand (Bull. et mém. de la Soc. de chir. de Paris, 1884).

Mathieu, Sarcome du corps thyroïde et des ganglions cervicaux
      (Bull. Soc. anat., 1881).

Mayor (Bull. Soc. anat. Paris, 1881).

Michaux, Bull. et mém. de la Soc. de chir. de Paris, (10 juillet
      1901).

Mouisset, Cancer latent du corps thyroïde (In th. Gruié. Lyon,
      1899).

Orcel. Du cancer du corps thyroïde (Province médicale, 1889).

Peyrot, Cancer du corps thyroïde (Soc. chir. Paris, XI).

Pillet, Epithélioma du corps thyroïde (Bull. Soc. anat., 1891,
      p. 268).

Poncet, Discussion sur la thyroïdectomie dans le cancer du corps
      thyroïde (Soc. nationale de méd. Lyon médical, 1887).

— Des larges incisions circumthyroïdiennes dans le cancer
      du corps thyroïde (Congrès de chirurgie de 1889).

— Discussion sur le goitre cancéreux et la dégénérescence fibreuse du corps thyroïde (Bull. et mém. de la Soc. de chir. de Paris, 30 juillet 1901).

Poncet et Rivière, Cancer thyroïdien (Congrès de chirurgie, 1899).

Rabé, Sarcome du corps thyroïde (Bull. Soc. anat., 1897).

Reclus, Phlegmon ligneux du cou (Bull. et mém. de la Soc. de chir. de Paris, 1896, p. 450).

— Discussion sur les fibromes du cou (Bull. et mém. de la Soc. de chir. de Paris, 2 juillet 1901).

Ricard. Note sur une variété de dégénérescence fibreuse du corps thyroïde (Bull. et mém. de la Soc. de chir. de Paris, 2 juillet 1901).

Redel, De la thyroïdite à forme ligneuse (XXVᵉ Congrès allemand de chirurgie).

Sesté (Bull. Soc. anat., 1832).

Solis Cohen, Sarcoma of the thyroïd gland (New-York med. Journal, 1889).

Tailhefer, Variété très rare de thyroïdite chronique (Xᵉ Congrès de chirurgie, p. 328).

— Inflammation chronique primitive « cancériforme » de la glande thyroïde (In Revue de chirurgie, 1898, p. 224-231).

Tillaux, Sarcome du corps thyroïde (Soc. de chir. de Paris, 1881).

Turner, Tumeur thyroïdienne en apparence maligne, qui disparaît presque toute, après trachéotomie (Brit. med. Journ. 1890, T. I., p. 1249).

Walther, Discussion sur les tumeurs fibreuses du cou (Bull. et mém. de la Soc. de chir. de Paris, 16 juillet 1901).

Willar, Epithéliome du corps thyroïde (In th. Duboé, Bordeaux, 1899.

Woelfler, Arch. für kl. chir., t. XXIX. Zur chirurgische Behandlung des Kropfes (Arch. für klin. chir. Bd. XXIV. S. 170).

TABLE